Yhelda Felicio

Redução mamária via axilar, por Yhelda Felicio

AF155118

Yhelda Felicio

Redução mamária via axilar, por Yhelda Felicio

Mamoplastia redutora axilar

Novas Edições Acadêmicas

Impressum / Impressão
Bibliografische Information der Deutschen Nationalbibliothek: Die Deutsche Nationalbibliothek verzeichnet diese Publikation in der Deutschen Nationalbibliografie; detaillierte bibliografische Daten sind im Internet über http://dnb.d-nb.de abrufbar.

Informação biográfica publicada por Deutsche Nationalbibliothek: Nationalbibliothek numera essa publicação em Deutsche Nationalbibliografie; dados biográficos detalhados estão disponíveis na Internet: http://dnb.d-nb.de.

Coverbild / Imagem da capa: www.ingimage.com

Verlag / Editora:
Novas Edições Acadêmicas
ist ein Imprint der / é uma marca de
OmniScriptum GmbH & Co. KG
Heinrich-Böcking-Str. 6-8, 66121 Saarbrücken, Deutschland / Niemcy
Email / Correio eletrônico: info@nea-edicoes.com

Herstellung: siehe letzte Seite /
Publicado: veja a última página
ISBN: 978-613-0-16890-2

REDUÇÃO MAMÁRIA VIA AXILAR

POR YHELDA FELICIO

ÍNDICE

RESUMO

Introdução: apresenta-se um estudo sobre cirurgia de redução mamária por via axilar durante o período de março de 1993 à março de 2012, destinado a provar a eficácia de um método que além de reduzir a mama, resulta em um método mais econômico que os métodos convencionais, o tempo operatório é menor, quando comparado com as demais técnicas, evita perder tempo em cálculos matemáticos complexos para determinar a quantidade de tecido a ressecar, finalizando com uma única cicatriz escondida nas pregas naturais da axila.

A ressecção do tecido mamário e gorduroso é feita de forma que preserva a parte central da mama, o complexo aréolo mamilar (CAM). De acordo com cada caso, favorece a retração areolar em função da quantidade de tecido ressecado e das fibras elásticas presentes na mama, sem nenhuma cicatriz sobre a areola. **Método e Resultado:** Foi realizado um estudo em 500 mamas, operadas de redução mamária via axilar em pacientes com idades entre 16 e 58 anos. As intervenções realizadas foram em 66% de hipertrofia mamária, 15% de ptose, 10% por assimetria, 8% por mastopexia associada à implantes de silicone e 1% por ressecção tumoral associada a redução mamária.

A quantidade de tecido mamário ressecado oscilou entre 50 e 1500gr.,correspondendo a maior percentagem de casos, 35%, no grupo de 200 à 300gr de ressecção mamária.

O índice de complicações: 3,4%, baixo em comparação com aquele que se apresenta em técnicas convencionais (estatística pessoal). No grupo de 500 mamas operadas tiveram 17 complicações: 6 queloides e 6 cicatrizes hipertróficas após seromas , que foram drenados diariamente durante 15 dias; 3 hematomas e 2 casos de hipersenssibilidade em um dos braços (um no direito e um no esquerdo) que desapareceram em 30 dias com cuidados físicos e fisioterapia.

Conclusão: após um período de aproximadamente seis meses, a maioria dos pacientes mostram clara satisfação com os resultados.

Há quatro décadas a maioria dos cirurgiões plásticos empregam técnicas de redução mamária que finalizam com uma , duas ou três cicatrizes na mama e muitas mulheres evitam submeter-se a este tipo de cirurgia devido a extensão das cicatrizes e por não saber da existência da técnica de redução mamária pela via axilar.

Se faz necessário romper paradigmas, pois desde 1924 existem registros de cirurgia de redução mamária via axilar.

Esta via deve ser divulgada, é possível a redução mamária com uma única cicatriz e esta permanece escondida nas pregas axilares.

AGRADECIMENTOS

Em primeiro lugar, agradeço a Deus, por me iluminar e ter sido possível idealizar uma técnica cirúrgica que reduz e eleva a mama pela via axilar e que evita cicatriz na mama.

Agradeço a todas os pacientes que se submeteram a cirurgia de mastopexia e redução mamaria pela via axilar, por minhas mãos.

Um agradecimento especial ao meu filho, Yuri Felicio Cavalcante, que graças aos seus conhecimentos de informática, formatou este libro.

DEDICATÓRIA

Dedico esta obra para todas pessoas que tenham vontade de conhecer a cirurgia de redução mamária, bem como aquelas que necessitam reduzir, elevar ou retirar tumores benignos da mama, e pacientes portadores de Ginecomastia (aumento da glândula mamária em homem).

Também aos colegas cirurgiões plásticos, que conheçam e dominem a técnica de redução mamária pela via axilar e possam oferecer aos seus pacientes de optar por qual local de sua cicatriz, neste caso pela via axilar, porque evita cicatriz na mama permanecendo escondida nas pregas axilares.

INTRODUÇÃO

Desde os meados do século VII D.C. Durstan (1), 1669 descreveu a cirurgia de redução mamária. A cirurgia de redução mamária via Axilar , encontra-se descrita na literatura desde 1924, por D'Artigues(2), porém ainda não se popularizou. Beisenberg(3), 1931 descreveu a Ginecomastia, somente a partir do início do século passado que as grandes contribuicões surgiram na literatura mundial, relacionadas ao tema, como por exemplo: Arié (4)1957; Mouly e Dufourmentel(5) 1961; Strombeck(6)1964; Pitanguy(7)1967; Andrews(8)1975; Mackissock(9)1979; Peixoto(10)1984; Felicio, Y(11)1984, entre outros que colaboraram com novas contribuições para o avanço da técnica de mamaplastia redutora.

Muito se tem descrito sobre a cirurgia de redução mamária e cada autor propõe técnicas e táticas diferentes.

Apesar da diferença entre as técnicas e manobras apresentadas, podem-se encontrar várias semelhanças que, em seu conteúdo em geral, superam suas divergências uma vez que princípios básicos a serem alcançados são comuns que podem ser resumidos em: 1- Redução do volume através da ressecção parcial do parênquima mamário. 2- Reposicionamento do complexo areolomamilar. 3- Ressecção do excesso de pele . 4- Modelagem do parênquima restabelecendo uma nova forma.

Para diversos autores a técnica cirúrgica a ser empregada no tratamento das hipertrofias e ptoses mamárias deve ser aquela em que o cirurgião/ã tenha mais habilidade, desde que seja o melhor para o/a paciente.

O resultado final depende principalmente do tipo da mama, se: glandular, gordurosa ou mista , não necessariamente da técnica escolhida.

A técnica mais utilizada atualmente a nível mundial ,todavia é a do T invertido, que consiste na redução e elevação da mama, ressecando a parte central da mama, consequentemente em um pós operatório tardio, determina uma depressão no polo superior da mama e propicia três cicatrizes: uma vertical, uma horizontal (no sulco infra-mamário) e uma na aréola.

Tendo como ponto inicial a crítica acima exposta, desde de janeiro de 1984, a autora iniciou uma técnica de mamaplastia redutora pela via areolar, que consiste em um procedimento menos agressivo, porque preserva grande número de lóbulos mamários centrais, além de propiciar uma única cicatriz areolar. A experiência com esta técnica foi descrita na literatura Brasileira e Internacional: FelicioY(12)1984,1991,1992 y 1993.

Durante nove anos, a técnica periareolar foi realizada em quinhentas pacientes, ou seja, mil mamas foram operadas. A autora concluío que seria possível reduzir a mama via axilar, então iniciou-se uma nova técnica de redução mamária utilizando a via axilar, Felicio Y (13) 1993, publicada na revista francesa de cirurgia estética: La Revue de chirurgie esthétique de langue Française.

Com a evolução de um ano, um estudo de 60 pacientes submetidas à redução mamária via axilar, foi publicada na Revista Americana: Aesthetic Plastic Surgery, Felicio Y (14) 1997 e em Novembro de 2000 uma súmula do estudo comparativo de todos os acessos para redução mamária, foi publicada em: Annals of Plastic Surgery , Felicio Y(15)2000.

Em 2002, a autora(16) publicou na Revista Brasileira de Cirurgia Plástica sua Dissertação apresentada ao Programa de Pós-Graduação em Cirurgia Stricto Sensu do Departamento de Cirurgia da Faculdade de Medicina da Universidade Federal do Ceará, como requisito parcial para obtenção do Grau de Mestre: "Repercussões da Redução Mamária pelas Técnicas Axilar e T Invertido Sobre as Concentrações Séricas de TNF(Fator de Necrose Tumoral) alfa y IL(interleucina)-1beta.

Em 2009, um estudo de duzentas mamas operadas foi registrado no livro de Mastopexy and Breast Reduction do autor Melvin A Shiffman , FelicioY(17).

Em 2012, um novo estudo foi registrado com 500 mamas operadas de redução mamária via axilar, na Revista de Cirurgia Plástica Ibero-Latinoamericana, Felicio Y(18), Tabelas: I,II,III,IV e V.

O resultado de uma pesquisa interativa sobre mamaplastia durante a XXI Jornada Paulista de Cirugia Plástica em Campo do Jordão – São Paulo em Julho de 2001 foi:

1 – Cicatriz inadequada – 59,5%

2 – Ptose no pós-operatório tardio – 16,5%

3 – Forma inadequada – 11,4%

4 – Assimetria mamária – 7,6%

5 – Nenhuma alternativa – 5,1%

Este resultado estar de acordo com o resultado da autora, porque suas pesquisas mostram que o grande problema da cirurgia mamária é a cicatriz.

MATERIAL E MÉTODO

Foi feito um registro entre março de 1993 e março de 2012 de redução mamária via axilar em um total de 500 mamas. As cirurgias realizadas foram (Tabela I) 66% hipertrofia mamária, 15% ptoses, 10% por assimetria, 8% por mastopexia associada a implantes de silicone e 1% por ressecção tumoral associada a redução mamária.

As patologias encontradas foram (Tabela II): hipertrofia mamária 52%, mastopatia fibrocística 25%, linfadenitis 20%, lipomas 1,6%, fibroadenomas 1%, mazoplastia 0,2% e cistos de cúpula azul 0,2%.

A idade das pacientes variou entre 16 e 58 anos (Tabela III).

A quantidade de tecido ressecado (Tabela IV), chama-se atenção que aproximadamente há 30 anos, a média era entre 500 e 1000gr, na atualidade a maior percentagem dos casos é de 35% do total operado e corresponde a uma ressecção entre 200 e 300gr. O modismo é ter mamas grandes e não mais, pequenas como nos anos 70 - 80, influenciada pela manequim Twigg.....

As complicações (Tabela V) com um total de 17 casos(3,4%) o que se supõe, um índice baixo, quando comparado com o encontrado nas técnicas convencionais (segundo estatística pessoal). Tais complicações foram: 6 queloides e 6 cicatrizes hipertróficas após seromas que foram drenados diariamente, durante   15 dias; 3 hematomas com deiscência e 2 casos de hipersensibilidade temporária em um dos braços (um no direito e outro no esquerdo) que desapareceram após 30 dias com cuidados físicos e fisioterapia.

TABELAS E GRÁFICOS

Tabela I

Distribuição de Total de casos

Cirurgias	N	%
Hipertrofia mamária	330	66
Ptoses	75	15
Assimetria	50	10
Mastopexia associada a implantes de silicone	40	08
Tumor	05	1
Total	500	100

Casuística entre março de 1993 e março de 2012

Gráfico I

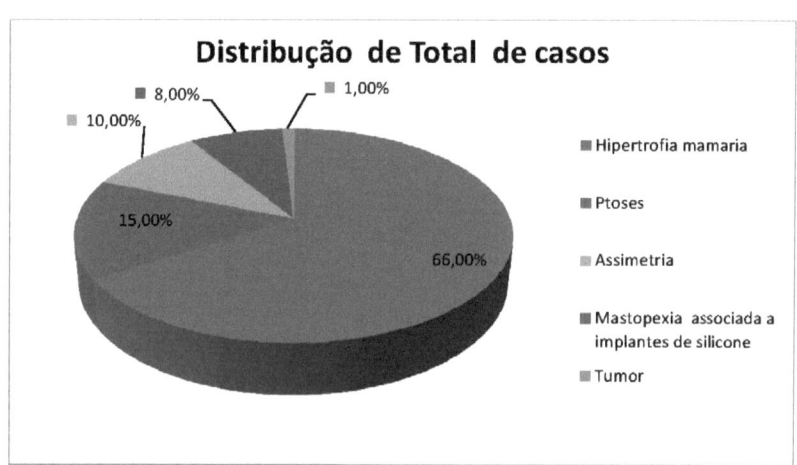

Tabela II

Patologias encontradas

Patologia	N	%
Hipertrofia mamária	260	52
Mastopatia fibrocística	125	25
Linfadenites	100	20
Lipoma	8	1,6
Fibroadenoma	5	1,0
Mazoplastia *	1	0,2
Cisto de cúpula azul	1	0,2
Total	500	100

Casuística entre março 1993 e março de 2012

*Mastitis crônica

Gráfico II

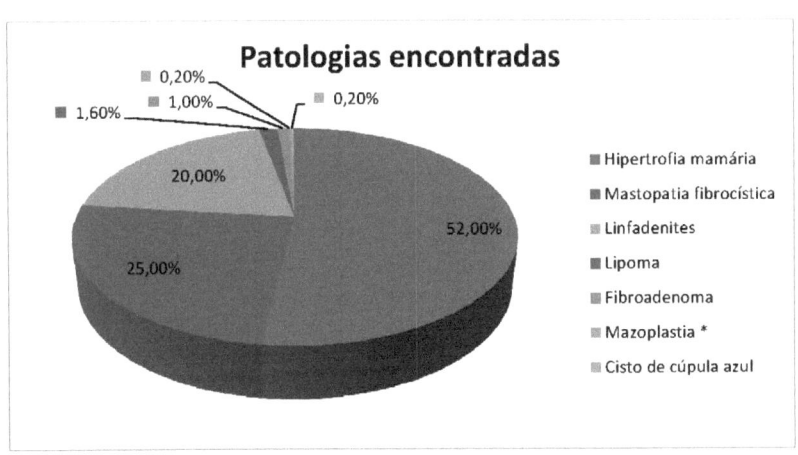

Tabla III

Idades das pacientes em 500 mamas operadas

Idad	N	%
16 -25	125	25
26 – 35	190	38
36 – 45+	185	37
Total	500	100

Casuística entre março de 1993 e março de 2012

Gráfico III

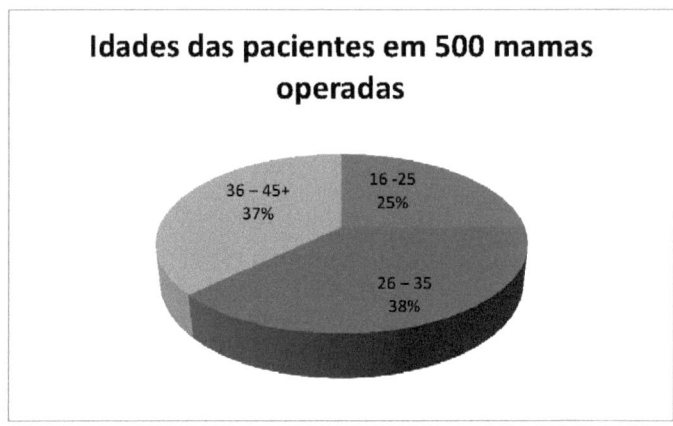

Tabela IV

Quantidade de tecido ressecado

Peso em gr.	N	%
50 – 100	25	5
101 – 200	165	33
201 - 300	175	35
301 – 400	50	10
401 – 500	35	7
501 – 1500	50	10
Total	500	100

Casuística entre março de 1993 e março de 2012

Gráfico IV

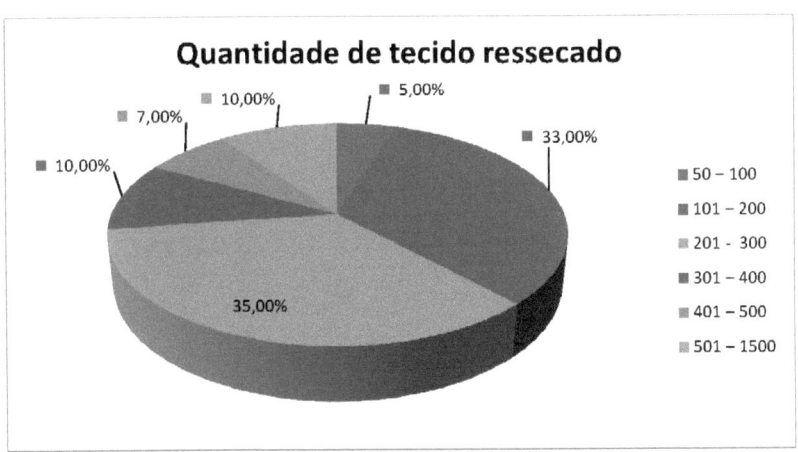

Tabla V

Complicações (3,4%)

Queloides	6
Hipertrofia cicatricial (secundaria a seroma)	6
Hematoma (associado a pequena deiscência)	3
Hipersensibilidade no braço	2
Total	17

Casuística entre março de 1993 e março de 2012

Gráfico V

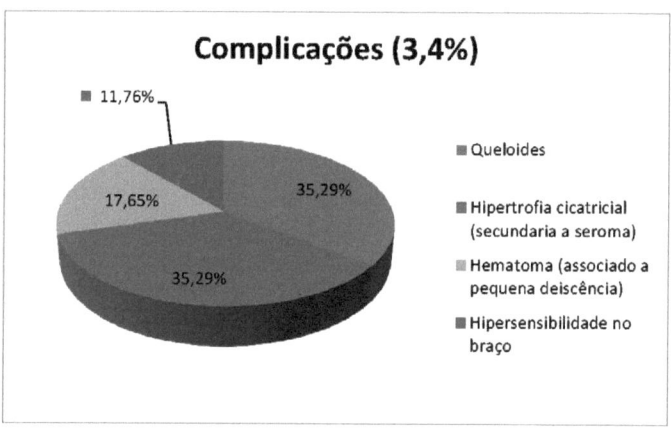

TÉCNICA CIRURGICA

Link (mama3 D) :

https://youtu.be/aknly9Zz8JO

Link vídeo reducção mamaria via axilar:

https://youtu.be/NcsBMYz0EKE

Realiza-se a cirurgia com a paciente em decúbito dorsal e com os braços em hiperextensão e abertos. Não é necessário sentá-la. A anestesia é : peridural e sedação. Que também poderá ser local e/ou geral.

A técnica consiste em uma incisão fusiforme que contorna a axila (Fig. 1 A , B y C).

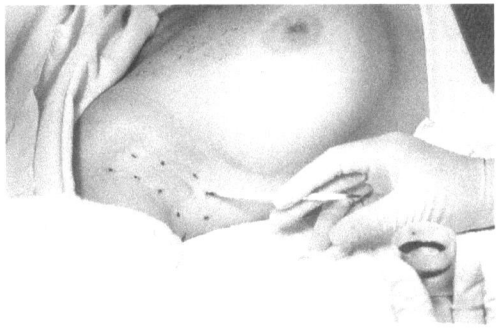

Fig. 1A

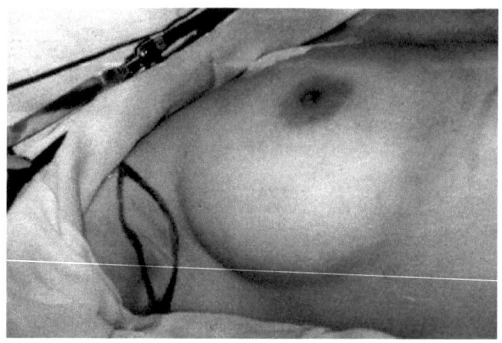

Fig. 1B

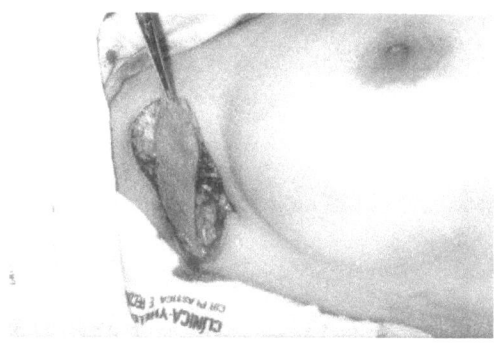

Fig. 1C

O plano de clivagem ideal é intraglandular, evitando
superficializar para não provocar queimaduras na pele , também

não aprofundar para não cortar fibras musculares. Utiliza-se
válvula de Hegar para se conseguir um excelente descolamento
(Fig.2 A y B).

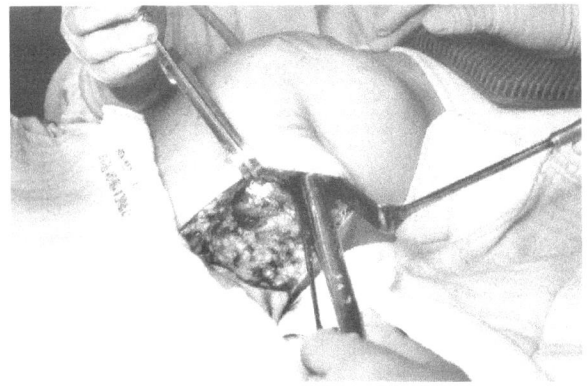

Fig. 2A

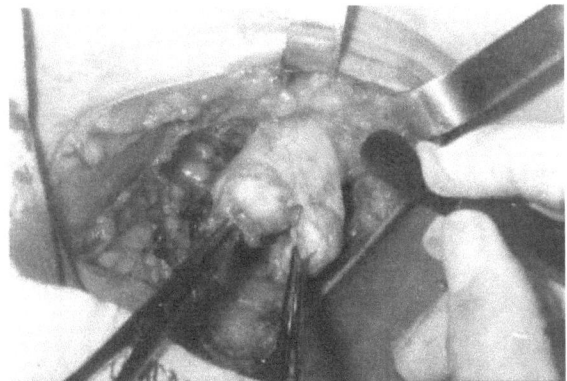

Fig. 2B

Emprega-se bisturi de radiofrequência que reduz o sangramento
e que permite cortar e coagular de forma simultânea, o que
ajuda também a reduzir o tempo operatório.

Se faz necessário deixar um retalho de aproximadamente 3cm.
Foi realizado um estudo em cadáver para mostrar a região exata
da mama que será explorada. (Fig.3A y B).

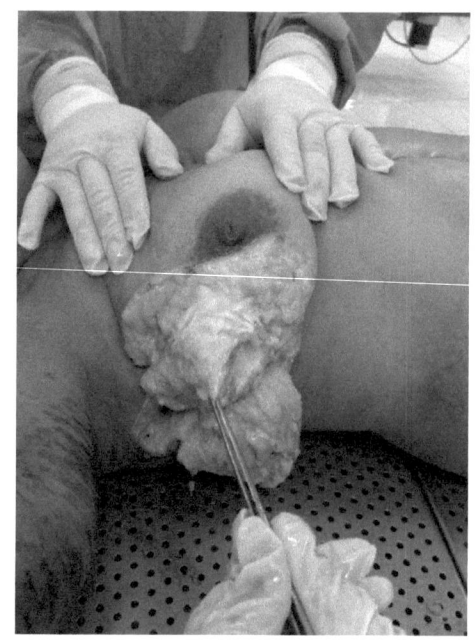

Fig. 3A

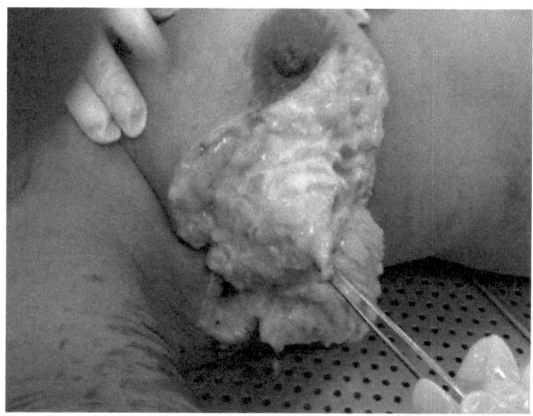

Fig.3B

A dissecção deve ser cuidadosa e retira-se pouco a pouco o tecido mamário e gorduroso.

O uso de fibra óptica facilita a visibilidade e evita cortar nervos e vasos de grande calibre (Fig.4).

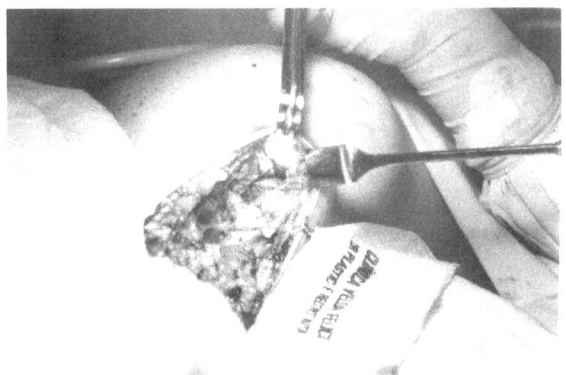

Fig. 4

É primordial na execução do procedimento não intervir no complexo aréolo mamilar (CAM) local rico em ductos lactíferos; somente retira-se o tecido que estar ao seu redor, porque a sua manutenção evita que a mama bascule no pós-operatório tardio, o que acontece na maioria das técnicas de redução mamária em que se resseca o (CAM), com exceção da técnica periareolar.

A quantidade de tecido que se retira nesta técnica não se faz necessário fazer cálculos matemáticos nem desenhos complexos; é uma técnica fisiológica em que se retira exatamente o tecido que necessita ser eliminado; enquanto tiver tecido mamário e gorduroso sobre os músculos peitorais, continua-se a ressecção, preferentemente no polo inferior e nos quadrantes laterais externos da mama, evitando a resseção do tecido mamário do polo superior, para favorecer a convexidade da mama no pós-operatório tardio , como também para reduzir a lateralização da mama.

Somente a ressecção estará concluída quando não mais tiver tecido mamário e gorduroso sobre os músculos peitorais (Fig.5).

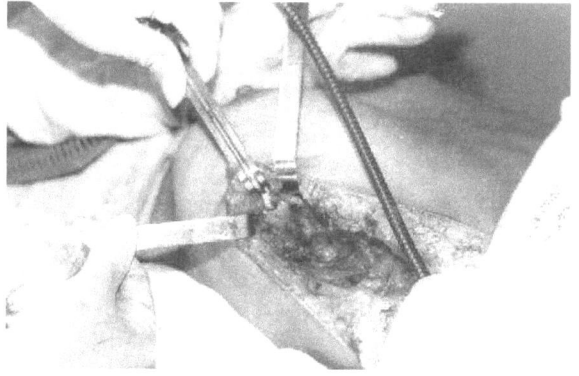

Fig. 5

Com os braços abertos (não fechar para não tirar pele em excesso) é possível retirar mais pele se necessário(Fig.6).

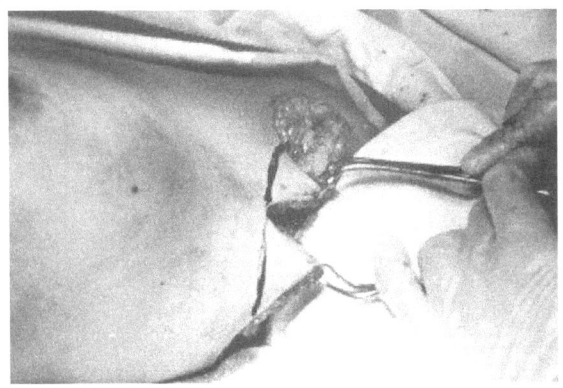

Fig. 6

A eletrocoagulação deverá ser rigorosa.

O procedimento finaliza com uma sutura em três planos: o plano mamário se sutura com um fio Vicryl 3-0; o tecido celular subcutâneo com dois fios de mononylon 4-0 e a pele com um ou dois fios mononylon 5-0 para ambas as axilas. Um total de apenas quatro ou cinco fios de sutura, enquanto que nas técnicas convencionais se usam 15 ou mais fios de sutura.

Também é possível se usar clampes (grampos)com a finalidade de reduzir o tempo operatório, em casos em que a paciente possa pagar, porque no Brasil os clampes são caros.

A retração dos tecidos favorecerá a elevação da mama. Esta técnica não tem a função de conificar a mama nem de modificar a forma. É muito importante que seja explicado aos pacientes, que este procedimento tornará a mama menor e mais elevada, porem com a mesma forma que tinha no pré-operatório.

Coloca-se um dreno (feito de um cateter de soro, com furos a cada 2cm.) fixado na pele na porção lateral e mais inferior da mama. Retira-se o dreno, após 24 horas (Fig.7).

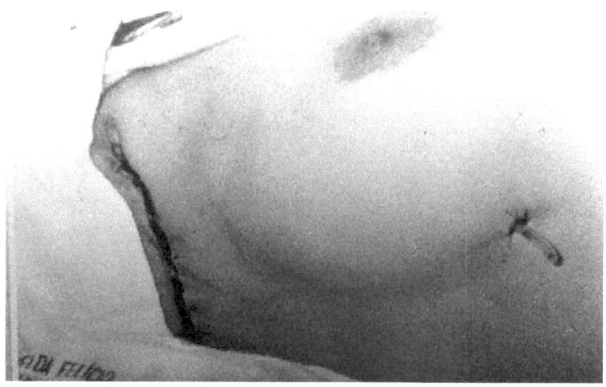

Fig. 7

Todo o material ressecado se envia de forma rotineira para exame histopatológico .

Finaliza-se a intervenção colocando um curativo contensivo nas feridas axilares e um sutian que a paciente manterá durante os seguintes 3 meses. Recomenda-se colocar bolsas frias nas mamas e nas axilas durante 15 minutos 5 vezes ao dia para favorecer o conforto dos pacientes e reduzir mais rapidamente a inflamação e o edema pós-operatório.

As suturas da pele se retiram somente depois de 15 dias.

Durante sete dias é necessário o uso de antibióticos (cefaloxina 1g de 6 em 6 horas VO) e antinflamatório também por sete dias

CASOS

Mama glandular, que por qualquer técnica é a melhor mama
para se operar, por diferente que seja a técnica quando operada
por um profissional competente sempre terá bom resultado.
Paciente de 18 anos de idade, resultado 17 anos depois.

(Caso 1)

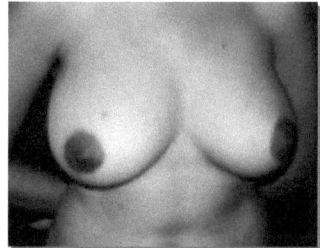

Fig.8 vista frontal - pre

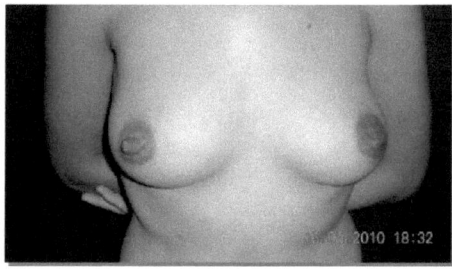

Fig. 8 vista frontal – pós (17 anos)

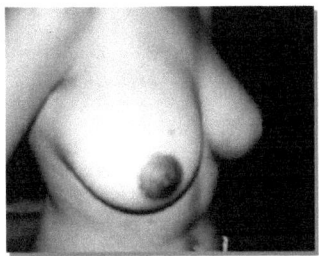

Fig.9 vista obliqua – pre

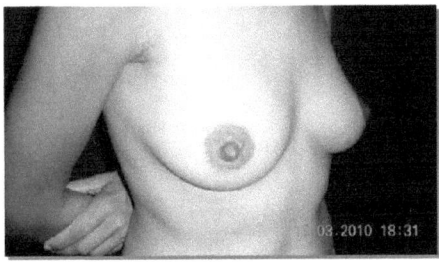

Fig.9 vista obliqua - pós (17 anos)

Paciente de 26 anos de idade, com mama gordurosa, (Caso 2). A mama gordurosa é a mama mais difícil de se operar, o resultado por qualquer técnica se torna mais difícil de se ter um bom resultado porque é difícil sua modelação.   Verifica-se uma excelente retração da aréola neste caso específico. Resultado após um ano.

(Caso 2)

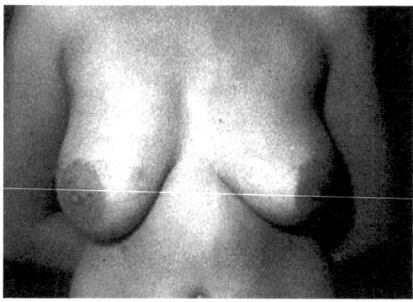

Fig.10 vista frontal - pre

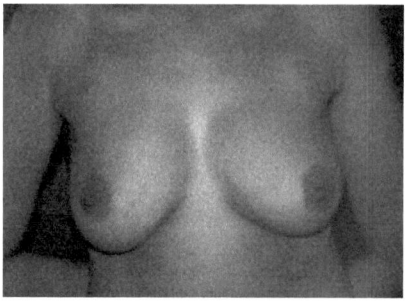

Fig.10 vista frontal - pós (1 ano)

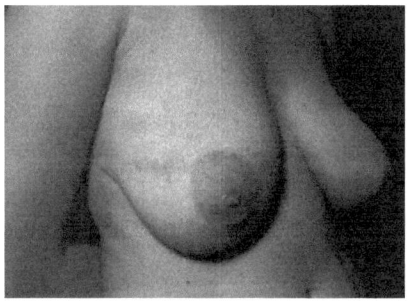

Fig.11 vista obliqua – pre

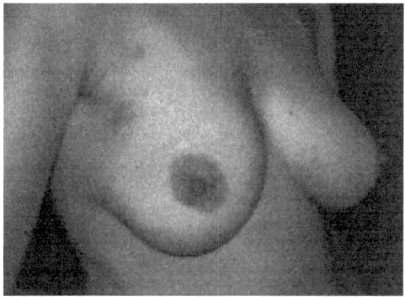

Fig.11 vista obliqua – pós (1 ano)

Uma mama mista (glandular e gordurosa), paciente com 22 anos de idade e com assimetria. Foram ressecadas 300gr da mama esquerda e 250gr da mama direita

(Caso 3)

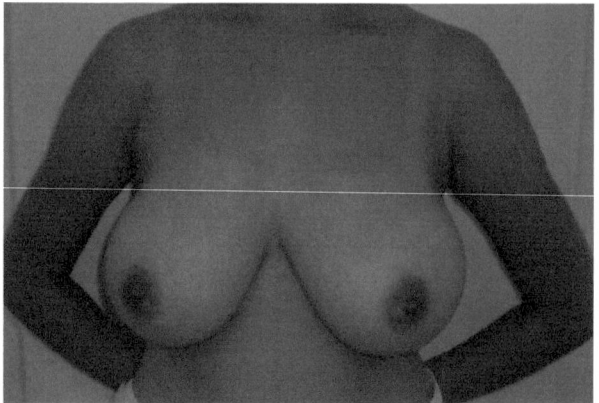

Fig.12 vistal frontal – pre

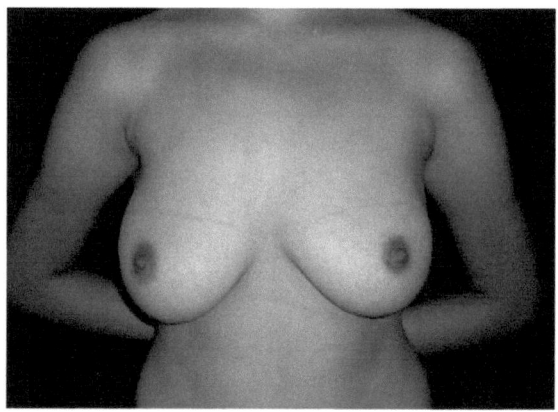

Fig.12 vista frontal – pós (6 meses)

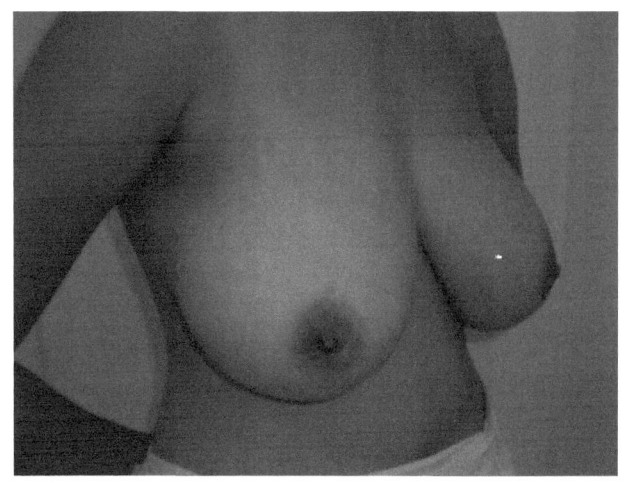

Fig.13 vistal obliqua – pre

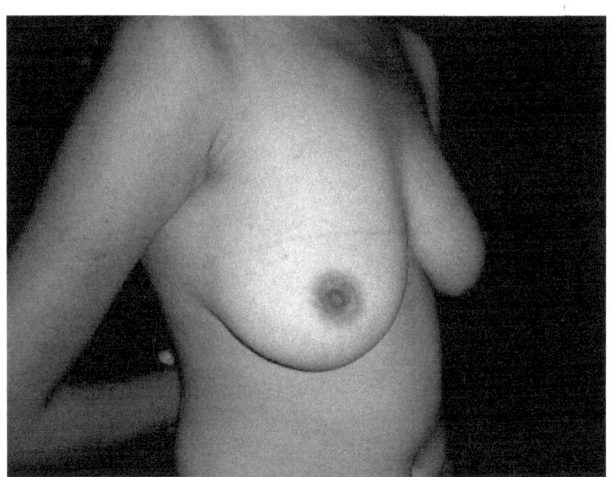

Fig.13 vista obliqua – pós(6 meses)

Paciente de 32 anos de idade, mama ptosada e gordurosa. Neste caso foi feito uma mastopexia associada com um implante de silicone mamário gel de 180cc .

(Caso 4)

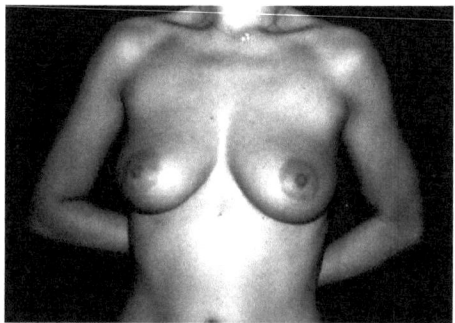

Fig.14 vistal frontal – pre

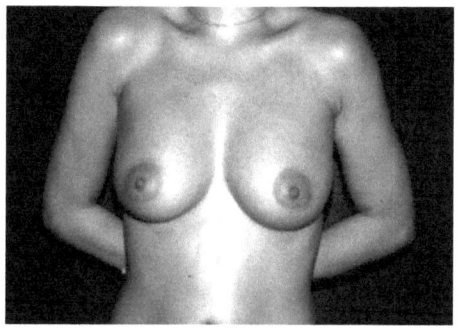

Fig.14 vistal frontal – pós

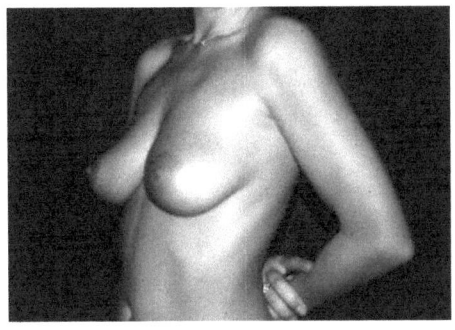

Fig.15 vistal obliqua – pre

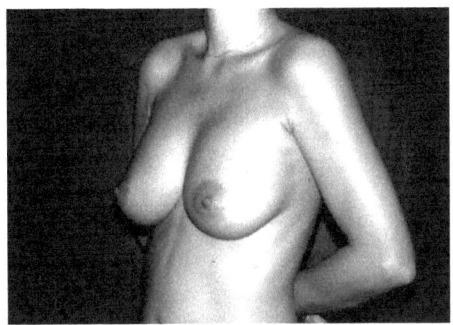

Fig.15 vistal obliqua - pós

Criança de 12 anos de idade portador de Ginecosmastia (caso 5). Foi aspirado 1200cc de gordura de ambas as mamas , 600cc de cada mama, por Liposescultura com seringa (Fig. 16)

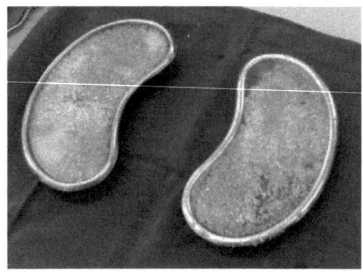

Fig.16

Foi também retirada a glândula mamária via axilar, com radiofrequência. Obs.: este caso especifico não foi incluído na estatística citada nesta obra, porque foi publicada anteriormente, a cirurgia desta criança . Acredita-se que apesar deste registro ter sido feito após um ano de pós-operatório, esta criança estar em crescimento e ainda haverá uma maior retração da aréola que ainda permanece com discreta, ptose, porém, optou-se por esperar pelo seu completo desenvolvimento, pois o paciente estar muito feliz com o resultado, o que é mais importante.

(Caso 5)

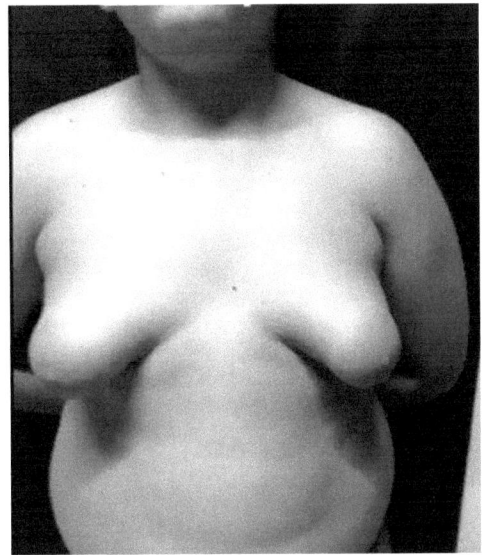

Fig.17 vista frontal – pre

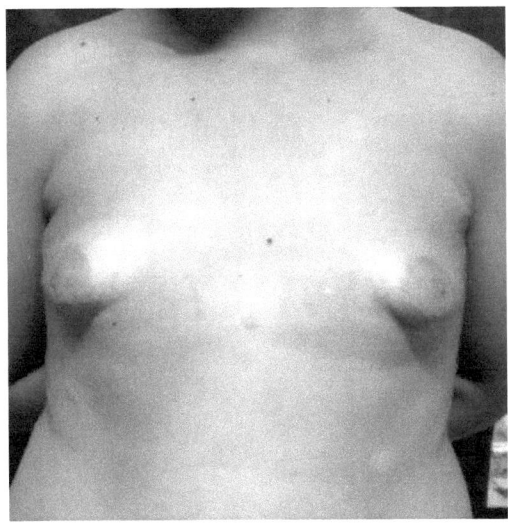

Fig.17 vista frontal – pós (1 ano)

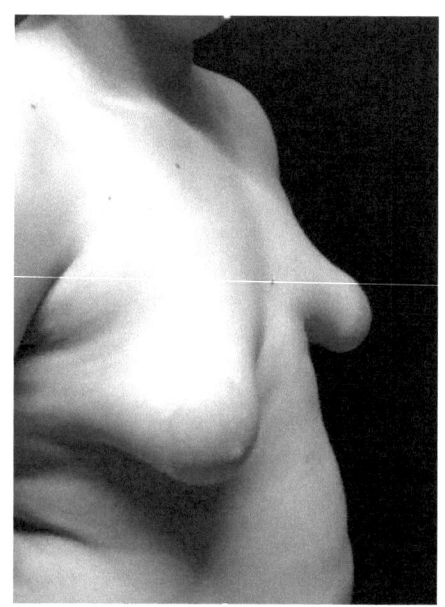

Fig.18 vista obliqua – pre

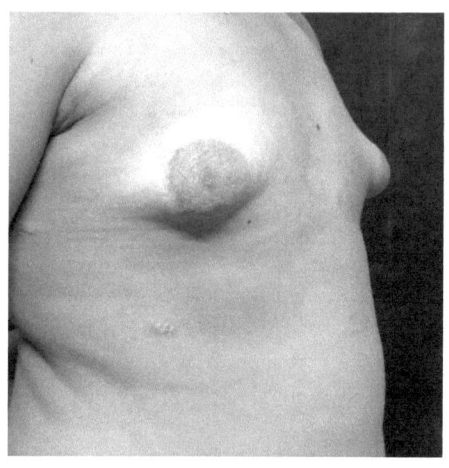

Fig.18 vista obliqua – pós (1 ano)

Cicatrizes

Com a intenção de que os pacientes fiquem cientes da
possibilidade de ter uma má cicatriz, a autora registra cicatrizes
inestéticas em três diferentes técnicas, que em sua rotina,
mostra aos pacientes boas e más cicatrizes, como: na técnica do
T invertido (Fig.19 A), na técnica Periareolar (Fig.19 B) e na
técnica por via axilar (Fig.19 C)

(Fig.19, A,B y C)

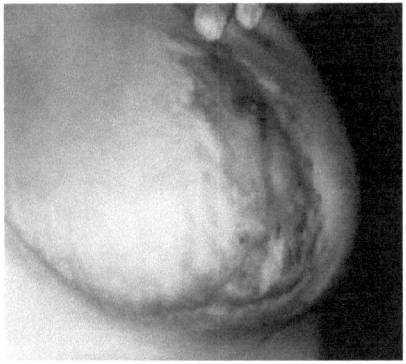

Fig.19 A

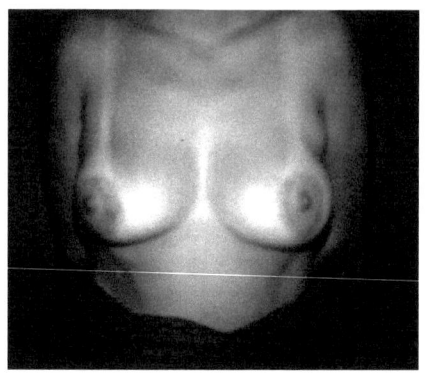

Fig.19 B

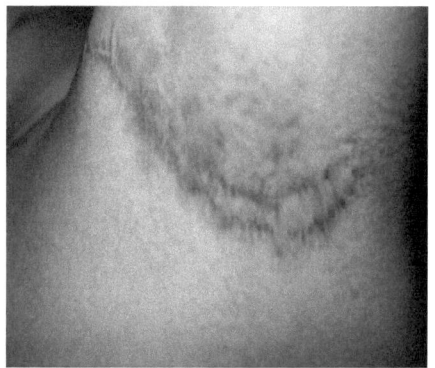

Fig.19 C

DISCUSSÃO

A autora juga ser necessário fazer um estudo comparativo entre a técnica de redução mamária via axilar e a técnica que até hoje é mais executada: do T invertido, através das concentrações séricas de TNF (fator de necrose tumoral)-alfa y IL (interleucina) 1beta , ou seja: "Repercussões da redução mamária pelas técnicas Axilar e T invertido sobre as concentrações séricas de TNF-alfa y IL- 1 beta" sua Dissertação apresentada ao Programa de Pós-Graduação em Cirurgia "Stricto Sensu" do Departamento de Cirugia da faculdade de Medicina da Universidade Federal do Ceará, como requisito parcial para a obtenção do grau de Mestre.

É sabido que citocinas pró-inflamatórias: IL-1beta y TNF-alfa desenvolvem sinais locais e sistêmicos, bem como sintomas de inflamação como: migração celular, edema, febre e hiperalgesia, estão aliados a agressão celular y reação de corpo estranho, Dinarello(19) 1986 e Holpkins(20) 1990.

Segundos estudos realizados por Nathan (21) em 1987, Adams e Hamilton(22) em 1988; comprovam alterações funcionais, como um estado ativado dos macrófagos, um deles é aumento da produção e liberação de IL-1beta e TNF-alfa.

O TNF-alfa é um dos primeiros mediadores secretados na resposta do hospedeiro aos estímulo injuriantes.

A administração do TNF-alfa em animais e no homem evoca a secreção de vários outros mediadores endógenos e neutralização da atividade do TNF-alfa, atenua a liberação de outros mediadores durante um processo septicêmico.

Sabe-se que o TNF-alfa está diretamente envolvido na patogênese da caquexia, principalmente nas enfermidades crônicas, invasivas, como é o caso das infecções causadas por parasitas, Scuderi et al(23)1986 y de câncer Aderka et al (24), 1985.

Ribeiro,R.A. et al(25), em 1988, sugere um papel de destaque para o TNF – alfa e IL -1beta na mediação de eventos inflamatórios que acompanham a cistite hemorrágica, um efeito colateral importante da quimioterapia do câncer.

A ação sinérgica de TNF-alfa y de IL-1beta pode fornecer a formação de trombos, coagulação intravascular disseminada e a consequente oclusão de vasos sanguíneos.

Quanto aos efeitos parácrinos ou tecido -especifico do TNF-alfa, os mais estudados são aqueles relacionados a sua participação na mediação de vários dos eventos que ocorram nos processos inflamatórios agudos e crônicos, como: ativação de neutrófilos,

com consequente degranulação, produção de IRO
(Intermediários Reativos de Oxigênio), aumento de citotoxidade
para certos patógenos e aumento de atividade fagocítica,
Klebanoff et al (26)1986;Tsujimoto et al,1986(27); quimiotaxia de
neutrófilos e monócitos, aumento da adesão de neutrófilos ao
endotélio; estimulação da produção de prostaglandina E2 e de
colagenase por células sinoviais e condrócitos; proliferacção de
fibroblastos; aumento da reabsorção óssea por osteoclastos e
diminuição da síntese óssea por osteoblastos; indução de
proteínas de fase aguda no fígado; produção de IL1 e IL6 por
células endoteliais e por macrófagos, produción de GM-CSF
(Fator Estimulador de Colônia de Granulócitos e Macrófagos) e
G-CSF (Factor Estimulador de Colônia de Granulócitos) por
células endoteliais, Beutler y Cerami (28) 1985; Larrick y Kunkel
(29) 1988.

Entretanto o TNF-alfa pode exercer alguns destes efeitos,
indiretamente, tal qual a IL-1beta, iniciando uma intensa e
multifocal repuesta inflamatória, com participação de outros
mediadores secundários como leucotrienos e PAF (Factor
Ativador de Plaquetas) além de uma série de outras citocinas
pró-inflamatórias Beutler y Cerami (30), 1988.

O papel de TNF-alfa na resposta imune tem sido pouco
estudado. A maioria dos trabalhos publicados demonstram que

TNF-alfa y IL-1beta são destituidos de efecto quimiotático direto para neutrófilos, Figari, Nori y Palladino (31), 1987; Georgilis et al (32), 1987 e Ferrante et al (33), 1988.

Baseada nestas afirmações, foram avaliados os níveis séricos de IL-1beta y TNF-alfa na pesquisa de Dra. Yhelda Felicio entra as técnicas de redução mamária via Axilar e T invertido, como possíveis marcadores de maior ou menor agressão tecidual em dois tipos de diferentes técnicas de redução mamária avaliadas. Suas repercusões por manipulação de tecido mamário sadio. Na tentativa de pesquisar o trauma na cirurgia de redução mamária e fazer um estudo comparativo entre as duas técnicas, comprova-se que principios básicos são conseguidos em comum, como: ambas las técnicas reduzen o volume das mamas pela resecção parcial do parenquima mamário; há a reposição do complexo areolomamilar; resecção do excesso de pele; modela-se o parenquima restabelecendo uma nova forma, somente o que diverge e a extensão e o local da cicatriz. Na técnica Axilar, resulta uma só cicatriz 1/3 menor do que a encontrada na técnica do T invertido e esta cicatriz única permanece escondida nas pregas naturais da axila. Na técnica do T invertido as cicatrizes (que são em número de três) permanecem em toda a extensão da mama. O resultado final não depende exclusivamente da técnica, porem, tanbem, depende da qualidade tecidual (glandular, gordurosa ou mista).

Os resultados da dosagem de citocinas pro-inflamatórias, (o estudo foi feito em dezoito pacientes do sexo feminino, sendo dez que se submetream a redução mamaria via axilar e oito pela técnica do T invertido) observou-se diferença significante ($p \leq 0,05$) entre os níveis de IL-1beta nas pacientes submetidas a cirurgia pela Via Axilar e nas que se submeteram a técnica de T invertido; as primeiras tiveram maiores niveis IL-1beta que as segundas, nos períodos pós-operatórios. Nos níveis de TNF-alfa não teve diferenças significantes entre os dois grupos estudados, muito embora seja possível afirmar parece haver uma certa tendência a uma elevação dos níveis de TNF-alfa nas pacientes submetidas a técnica do T invertido, na maioria dos tempos estudados (pré-cirurgiaco, 24, 48, e 72 horas pós-cirurgico). O pequeno número de pacientes pode ter contribuido para a não significância estatística.

Para se reduzir a glândula mamária, vários vias poderão ser escolhidas. Especificamente este estudo demonstra que a técnica do T invertido não invalida a técnica por via Axilar ou vice-versa. Ambas as técnicas podem reduzir a glândula mamária variando tamanho e o local da cicatriz. É necessário mais pesquisas sobre mediadores pro-inflamatórios para se estudar efetivamente trauma mamário em tecido isento de infeção e câncer.

Pode-se afirmar que a dosagem sérica de IL-1beta e TNF-alfa parece não se constituir em um método ideal para se identificar maior ou menor trauma no tecido mamário sadio, talvez seja necessário possivelmente a dosagem de outros mediadores pro-inflamatórios ou mesmo o pequeno número de pacientes estudados, possa ter contribuído para a não significância estatística.

A filosofia em que se baseia a técnica de redução mamaria pela via axilar é completamente diferente a das demais técnicas que empregam a via areolar ou mamaria (4 – 11). Em primeiro lugar considera-se que la via axilar favorece uma técnica fechada e as outras vias são de cirurgia aberta. Além de que o resultado final da mama operada pela via axilar deve ser avaliada somente após um ano, porque a retração cicatricial será concluída após um ano.

A grande maioria das pacientes operadas de redução mamaria pela via axilar, já aos seis meses de pós-operatório se mostram satisfeitas com seus resultados. Nas demais técnicas, no pós-operatório imediato a redução e elevação mamária são satisfatórias, porem, invariavelmente, a longo prazo, (aproximadamente após um ano) a mama báscula e a parte central da mama que é a mais ressecada, se supõe que se perde o principal suporte mamário, consequentemente, o polo superior da mama se torna côncavo. Quando emprega-se a via axilar, esta possibilidade é mais remota, já que não se intervém sobre a zona do CAM somente ao seu redor, principalmente nos quadrantes inferior e lateral externo. A retração da aréola ocorre principalmente pela presença de fibras elásticas; quanto maior for seu número, maior será a retração, para compensar a retirada de tecido mamário e gorduroso(efeito continente/conteúdo).

Sabe-se que muitas pacientes gostariam de reduzir o tamanho de suas mamas, porem, evitam a cirurgia pelo temor das cicatrizes. Embora a maior parte dos cirurgiões de todo o mundo insistem em seguir realizando técnicas de redução mamária que propiciam uma, duas ou três cicatrizes. Deve - se romper paradigmas estabelecidos, para se conseguir um maior nível de satisfação em nossas pacientes. É um mito pensar que não se pode conseguir uma retirada suficiente de tecido mamário e de gordura através da axila (16).

Na Bíblia está escrito que Moisés esteve 40 anos pelo deserto a espera de que as civilizações mudassem e que os novos povos entendessem os seus pensamentos.....

O resultado do método pela a via axilar não é somente técnico, porem, depende também da qualidade dos tecidos mamários, de forma que se tratando de uma mama principalmente glandular conseguimos melhores resultados e se o tecido é gorduroso ou misto, os resultados serão mais pobres. Se a elasticidade da pele também é boa, os resultados serão também melhores, como nas demais técnicas.

É muito importante advertir aos pacientes de que os resultados ótimos somente acontecem após um ano de pós-operatório, quando a retração cicatricial dos tecidos se completa, pela técnica através da via axilar.

CONCLUSÕES

A técnica de redução mamária pela via axilar todavia é uma técnica pouco divulgada, ainda até hoje, deve-se apreciar sua importância, principalmente por reduzir o trauma mamário, evitando incisões sobre a mama e com resultado final com uma única cicatriz, que contorna a axila.

Considera-se suas vantagens: 1- A principal vantagem é: a cicatriz que é única e permanece escondida nas pregas axilares.

2 - Que é uma via fácil, uma técnica econômica e se usa apenas 4 ou 5 fios de sutura para ambas as mamas: um Vicryl 3-0; dois mononylon 4-0 y um ou dois mononylon 5-0.

3 – O tempo operatório é reduzido em aproximadamente uma hora quando comparada com as demais técnicas.

4 – A forma original da mama é mantida.

5 – É possível retirar tecido de todos os quadrantes, porém, esta técnica específica se reduz os quadrantes laterais externos e inferiores, principalmente, mantendo a parte central da mama, que possibilita um resultado convexo no polo superior da mama como também evita-se a lateralização da mama.

Por tanto, considerando ideias preconcebidas ,uma técnica não invalida de modo algum outras técnicas existentes.

É mais una arma terapêutica em nossas mãos........

BIBLIOGRAFIA

1 – Durstan, W. Sudden and excessive swelling of a woman's breasts. Phil.Trans,R.Soc. London; 4th Ed.78 (Converse apud Thoreck, 1942, segunda edicción), 1669.

2 – D'Artigues, Chirurgie Répatrice. Plastique et esthétique de la Poitrine, et de l'abdomen. R.Lépine Éditeur, Paris; VIII, p.44 -47, 1924.

3 – Biesenberger, H.Deformitaten und Kosmetishe operationen der wieblichen brust. Wien Maudrich; 1931.

4 – Arié, G. Una nueva técnica de Mamaplastia.Rev.Lat.Amer.Cir.Plást.;3,p.23-25, 1957.

5 – Mouly, RY, Dufourmentel, C. Plasties mammaires por la methode oblique. Ann.Chir.Plast.;6,p.45,1961.

6 - Strombeck,JO.Reduction mammaplasty. In: Gibson T (ed) Modern trends in plastic surgery; p.237, 1964.

7 – Pitanguy,I. Surgical treatement of breast hipertrophy, Br.J.Plast.Surg.;22,p.78-85, 1967.

8 – Andrews, JM. An areolar approach to the reduction mammaplasty. Br.J.Plast.Surg.;28,p166,1975.

9 – MAckissock,PK. Reduction mammaplasty and correction of breast ptosis. In: Grabb,WC.; Smith, JW (eds) Plastic Surgery ($3°ed$). Boston Little Brown and Co.;p.737-759,1979.

10 – Peixoto,G.Reduction mammaplasty a personal tecnique. Plast.Reconstr.Surg.;8,p.231-236,1984.

11 – Felicio,Y.Mamaplastia redutora com incisão periareolar. Anais da I Jornada Sul Brasileira de Cirurgia Plástica – Florianópolis – Santa Catarina;p.307 – 311, 1984.

12 – Felicio,Y. Periareolar Reduction Mammaplasty. Plast.and Reconstr. Surg.;88(5)p.789 – 798, 1991.

– Felicio, Y. Réduction Mammaire peri-aréolaire. La Revue de Chirurgie Esthétique de Langue Française; XVI, N:64,p.19-26,1991.

_ Felicio, Y.A. Periareolar Reduction Mammaplasty by Yhelda Felicio. In Actualités de chirurgie esthétique. Bernard Mole – Mansson:p.91-106, 1992.

- Felicio,Y.A. Periareolar Reduction Mammaplasty. Year Book of Plastic Reconstructive and Aesthetic Surgery;p.287 – 291, 1993.

13 – Felicio,Y.A. Plastie mammaire de réduction sans cicatrice mammaire, avec radio-chirurgie. La Revue de Chirurgie Esthétique de Langue Française; XVIII, N:73, p.53-58,1993.

14 –Felicio, Y. Axillary Reduction Mammaplasty - Yhelda Felicio's techinique. Aesthetic Plastic Surgery; 21(4),p.268 – 275,1997.

15 – Felicio,Y.Axillary Reduction Mammaplasty. Annals of Plastic Surgery;45(5),p.570-571, 2000.

16 – Felicio,Y. Comparision of the Inflamatory Response to trauma in the Inverted T Technique and Axillary Access Technique for Breast Reduction Surgery.Rev.Soc.Bras.Cir.Plást.;17(2),p.57-68,2002.

17 – Felicio,Y. Axillary Reduction Mammaplasty. In: Mastopexy and Breast Reduction. Shiffman MA(Ed), Springer,USA, Cap44.p.325-331 ,2009.

18 – Felicio,Y. Rompiendo paradigmas: reducción mamaria via axilar.Revista Ibero-latinoamericana;38(4),p.329-339,2012.

19 – Dinarello, C.A., Cannon, J.G., Wolff,S.M. et alii. Tumor necrosis factor (Cachectin) is an endogenous pyrogen and induces interleukin-1. J.Exp.Med., 163,p.1443-1449, 1986.

20 – Holpkins,SJ. Cytikines and eicosanoids in rheumatic diseases, Ann.Rheum.Dis.,49(4),p.207, 1990.

21 – Nathan, C.F. Secretory products of macrophages. J.Clin. Invest., 79,p.319,1987.

22 – Adams, D.O. e Hamilton,T.A. Phagocytic cells:citotoxic actives of macrophages. Em: Gallin, J.I., Goldstein, I.M. & Sinderman,R.(editores). Inflamation: Basic Principles and Clinical Correlates. Raven Press Ltd. New York; p.471 – 492,1988.

23 – Scuderi, P., Lam,K., Ryan,K.et alii. Raised serum level of tumor necrosis factor in parasitic infections. Lancet., december, p. 1364, 1986.

24 – Aderka, D. Fisher, S.Levo, Y. et alii. Cachetin/Tumor-necrosis-factor production patients. Lancet; 23,p.1190,1985.

25 – Ribeiro,R.A., M.V. Ponte Souza Filho, C.Cortez Santos, M.V. Alves Lima, M.M. Pompeu Lima, G. Ballejo e F. Queiroz Cunho. Involvement of nitric oxide and tumor necrosis fator in the pathogenesis of cyclophosphamide-induced hemorrhagie cystitis. 17th International Cancer Congress – Rio de Janeiro – Brazil; p.227-231, 1988.

26 - Klebanoff, S.J., Vadas, M.R., Harlan, J.M. et alii. Simulation of neutrophilis by tumor necrosis factor. J. Immunol.,136,p.4220, 1986.

27 – Tsujimoto, M., Yokota, S., Vilcek, J. & Weissmann, G. Tumor necrosis factor provokes superoxide anion generation from neutrophils. Biochem.Biophys.Res.Commun., 137,p.1094, 1986.

28 – Beutler, B., Milsark, I.W. & Cerami, A. Cachectin/tumor necrosis factor: production, distribution, and metabolic fate in vivo. J. Immunol., 135,p.3972, 1985.

29 – Larrick, J.W. & Kunkel, S.L. The role of tumor necrosis factor and interleukin 1 in the immunoinflamatory response. Pharmaceut. Res., 5(3).p.129, 1988.

30 – Beutler, B. ,& Cerami, A. Tumor necrosis factor, cachexia, shock, and inflamation: a common mediator. Ann. Rev. Biochem., 57, p.505, 1988.

31 – Figari, I.S., Mori, N.A. & Palladino, M.A. Regulations of neutrophil migration and of superoxide production by recombinant tumor necorsis factor alfa and beta and comparison to recombinant interferon r and interleukin- 1 alfa. Blood; 70,p.979, 1987.

32 – Georgilis, K., Schaefer,C., Dinarello,C.A. et alii. Human recombinant interleukin 1 –beta has no effect on intracellular calcium or on funtional responses of human neutrophilis. J. Immunol., 138, p. 3403, 1987.

33 – Ferrante, A., Nandoskar, M., Walz, A. et alii. Efects of tumor necrosis factor alpha and interleukin – 1 alpha and beta on human neutrophil migration, respiratory burst and degranulation.Int.Archs Allergy.appl. Immun., 86,p.82, 1988.

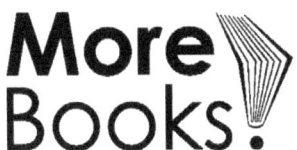
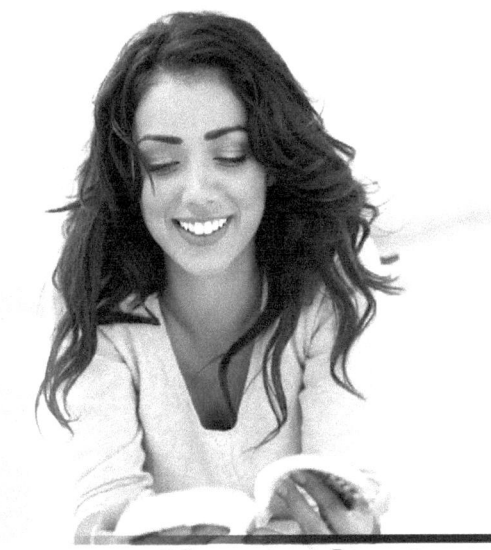
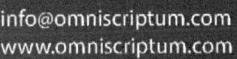 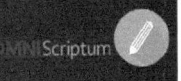

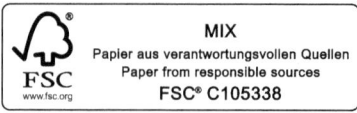